Dieta Antiinflamatoria

Los principiantes pueden cocinar de manera más saludable y estimular su sistema inmunológico con sabores curativos

(Plan de comidas para comenzar una dieta antiinflamatoria)

Jose-Andres San Martin

TABLA DE CONTENIDOS

Capítulo 1: Que Es La Dieta Antinflamatoria

Una dieta antiinflamatoria es un plan de pérdida de peso centrado en la prevención de enfermedades que busca reducir la inflamación en el cuerpo a través de la eliminación y el consumo de alimentos específicos.

La idea principal detrás del enfoque antiinflamatorio es simple: la inflamación a largo plazo está relacionada con enfermedades crónicas como por ejemplo las cardíacas, cáncer, diabetes y artritis. Aunque los genes juegan un papel importante en muchas de estas condiciones

Los alimentos que son particularmente altos en grasas saturadas y azúcares tienden a estimular las respuestas inflamatorias que conducen a un mayor riesgo de muchas de estas enfermedades crónicas.

Weil introdujo la Dieta Antiinflamatoria, junto con la Pirámide Alimenticia Antiinflamatoria, en su libro 2000 Optimal Health Eating.

A medida que la investigación continúa respaldando la teoría de que la dieta puede reducir y prevenir la inflamación, lo que ayuda en el tratamiento de enfermedades crónicas que muchas personas padecen actualmente, la razón fundamental para consumir una dieta antiinflamatoria sigue siendo muy relevante y ha ganado popularidad en los últimos dos décadas.

Beneficios de seguir este tipo de dieta para tu salud

Todo lo que hacemos trae consigo una consecuencia. Los hábitos conductuales, la forma en que aceptamos lo que acontece a nuestro alrededor, los patrones alimenticios. Una acción deviene en una reacción.

Si tu alimentación se basa en comida basura, es probable que tengas un marcado sobrepeso. Pero, ¿Es el sobrepeso la única cosa de la que debes preocuparte antes de seleccionar tus alimentos? En absoluto.

Los estudios nutricionales más prestigiosos han llegado a la conclusión de que una alimentación poco balanceada y mayormente protagonizada por grasas trans o alimentos ultraprocesados incrementa significativamente las posibilidades de padecer enfermedades coronarias, algunos tipos de cáncer, y obesidad mórbida a medio y largo plazo.

Y es que, contrario a lo que suele creerse, la obesidad es apenas uno de los muchos problemas a los que nos exponemos cuando no cuidamos de nuestra alimentación. De allí la importancia de entender, a ciencia cierta, cuáles son esos beneficios que traerás a tu vida desde el primer momento en que empieces a implementar la dieta antiinflamatoria.

En este segmento hablaremos precisamente de todas las ventajas propias de este tipo de dieta.

Obviamente reconociendo que eres el único responsable de tu salud física y mental. Más allá de las creencias pululantes en tu entorno, de los hábitos que se te han inculcado desde que eras un niño, hay una realidad inobjetable y es que tenemos el deber y la responsabilidad de cuestionar todo lo que se nos dice.

La ciencia ha supuesto una absoluta revolución en muchos sentidos, pero, cuando hablamos del impacto directo (o indirecto) que la alimentación tiene en nuestro organismo, esta se ha abocado a expresar con un lenguaje claro y conciso lo que debemos hacer. Si permaneces en tus hábitos alimenticios de siempre, te estás condenando a una vida de complicaciones médicas y patologías inevitables.

Muffins De Huevo Con Brócoli

- 2 cucharada de perejil fresco picado
- 2 cucharada de cebollino fresco picado
- 1 taza de floretes de brócoli en trozos pequeños
- 10 huevos grandes, batidos
- 1 cucharadita de sal
- 1 cucharadita de pimienta negra recién molida
- 2 cucharada de albahaca fresca picada

1. Precalentar el horno a 200°C. Engrasar un molde para magdalenas de 12 tazas con el aceite, o utilizar moldes de silicona para magdalenas.
2. En un bol grande, bata los huevos, la sal y la pimienta.
3. En un bol mediano, combine la albahaca, el perejil y el cebollino.
4. Coloque aproximadamente una cucharada de ramilletes de brócoli

picados en el fondo de cada taza, luego cubra con una pequeña porción de la mezcla de albahaca, perejil y cebollino.

5. Vierta la mezcla de huevo sobre el brócoli y las hierbas de manera que cada taza se llene casi hasta arriba.

6. Hornee durante 35 a 40 minutos y luego deje enfriar las magdalenas. Retirarlas con cuidado con una

7. cuchara o espátula pequeña, raspando el fondo para que nada se pegue a la sartén.

8. Las magdalenas pueden guardarse en la nevera hasta 10 días.

Galletas De Algarroba

Ingredientes

2 cucharadita de bicarbonato de sodio
2 cucharadita de polvo de hornear
1 cucharadita de sal marina, o al gusto
4 huevos orgánicos de corral
2 cucharadita de aceite de coco 1/2 taza de miel cruda
1/2 taza de mantequilla de almendras
5 tazas de harina de almendras
5 tazas de chips de chocolate de algarroba
2 cucharadita de extracto de vainilla pura

☐   Modo de Preparación

1. Precalienta el horno a 200 grados C. Prepara una bandeja para hornear y engrasar.
2. En un bol mediano, mezcla gradualmente la mantequilla de

almendras, la miel, los huevos y la vainilla.

3. En otro bol, tamiza el bicarbonato, la mezcla de harina sin gluten, la levadura en polvo y la sal.
4. Incorpora la mezcla de mantequilla.
5. Asegúrate de mezclar bien.
6. Por último, añade las virutas de algarroba.
7. Deja caer la mezcla de galletas en la bandeja para hornear dejando 5-10 cm de distancia entre ellas usando una cucharilla.
8. Coloca la bandeja en el horno y hornea durante 10 a 15 minutos o hasta que las galletas adquieran un color marrón claro.
9. Deja enfriar durante 1-5 minutos y retira las galletas de la bandeja.

Couve-Flor Carregada

Ingredientes:

30 colher de chá de mistura de tempero para rancho, opcional

1/2 c. creme de leite orgânico pesado

4 c. queijo cheddar, ralado

8 fatias de bacon sem açúcar, desintegrado

Azeite para assar a couve-flor

Dollops de creme de leite, opcional

250 lb de cabeça de couve-flor, cortada em floretes

12 cebolas verdes , cortadas nas partes verde e branca

4 colheres de manteiga

6 dentes de alho, picados

4 onças de queijo creme

1 colher de chá de sal marinho

1/2 colher de chá de pimenta preta

Instruções:

1. Pré-aqueça o forno a 450 graus.

2. Misture a couve-flor com ~ 4 colheres de sopa de azeite e adicione-a a uma assadeira.
3. Asse a couve-flor em uma assadeira por 25 a 30 minutos.
4. A couve-flor ficará macia e algumas partes dourarão.
5. Enquanto a couve-flor está assando, faça o molho de queijo: Adicione a manteiga, as partes brancas da cebolinha e os dentes de alho em uma frigideira em fogo médio.
6. Refogue até que as cebolas fiquem translúcidas.
7. Adicione creme de leite, cream cheese, sal, tempero ranch e pimenta na frigideira com a cebola, o alho e a manteiga.
8. Abaixe o fogo para médio-baixo e continue cozinhando até que o cream cheese esteja derretido.
9. Misture 25 a 30 xícaras de queijo cheddar para finalizar o molho de queijo.

10. Misture o molho de queijo e a couve-flor assada e adicione-a a uma assadeira.

11. Cubra com o queijo cheddar restante e asse por mais 35 a 40 minutos, ou até que a couve-flor esteja macia.

12. Cubra a couve-flor assada, com algumas gotas de creme de leite, as partes verdes das cebolas verdes e o bacon desintegrado.

El Repollo Y Los Champiñones Se Sirven Con Pechugas De Pollo.

Ingredientes:

2 1 cucharaditas de tomillo seco
240 ml de caldo de pollo
2 pechuga de pollo deshuesada y sin piel
4 cucharadas de aceite de aguacate
900 g de champiñones Baby Bella en rodajas
1-2 cucharadita de sal, dividida
4 dientes de ajo picados
16 tazas de col verde picada

Direcciones:

1. Añade el aceite. Déjalo calentar durante 2 minuto.
2. Añadir las setas y 14/2 de cucharadita de sal y saltear hasta que estén cocidas y hayan soltado su líquido, unos 20 minutos.
3. Añada el ajo y fríalo durante 60 segundos más.
4. Pulse el botón de cancelación.
5. Añade la col, 1/2 de cucharadita de sal, el tomillo y el caldo a la olla interior y remueve para combinar.
6. Seca las pechugas de pollo y espolvorea ambos lados con el resto de la sal.
7. Colocar la mezcla de coles por encima.
8. Pasar a los platos y verter el zumo por encima.

Jarra De Verduras Y Huevos

Ingrediente

4 tazas de rúcula
Tres cucharadas de vinagre de sidra de manzana
Dos cucharadas de harissa
2 1 cucharada de aceite de oliva
2 libra de boniato (picado)
2 kilo de coles de Bruselas (cortadas por la mitad)
Cuatro huevos (cocidos)

Preparación

1. El horno debe estar precalentado a 450 grados Fahrenheit (208 . °C) antes de empezar a hacer el plato.
2. Ponga papel de pergamino en una bandeja para hornear y apártela.

3. A continuación, en una bandeja para hornear forrada con papel pergamino, repartir los boniatos y las coles de Bruselas de manera uniforme.

4. Rocíe con aceite de oliva. Sal y pimienta al gusto.

5. Cocer durante 35 a 40 minutos cada vez hasta que estén tiernos al pincharlos.

6. Combine el vinagre de sidra de manzana, el aceite de oliva y la harissa en un bol.

7. En cuatro cuencos distintos, se dividen las verduras asadas en porciones iguales.

8. Se añade un huevo y el aderezo de harissa a cada cuenco. Servir.

Verduras De Raíz Asadas

Porciones por Receta: 6
Calorías por porción: 282

Ingredientes:
2   cucharadas de aceite de oliva
2   cabeza de ajo, los dientes separados y pelados
2   nabo grande, pelado y cortado en trozos de
 1 pulgada
2   cebolla morada mediana, cortada en trozos de
1 pulgada
2   1 libras de remolacha, recortada pero sin pelar, lavada y cortada en trozos de
1 pulgada
1   libra de papas doradas Yukon, sin pelar, cortadas en trozos de
1 pulgada
1   libra de calabaza moscada, pelada, sin semillas, cortada en trozos de
1 pulgada

Direcciones:

1. Engrase 4 bandejas para hornear grandes y con borde. Precaliente el horno a 450 oF.
2. En un tazón grande, mezcle bien todos los ingredientes.
3. En las dos bandejas para hornear, divida uniformemente los tubérculos, extiéndalos en una capa.
4. Sazone generosamente con pimienta y sal.
5. Introducir en el horno y asar durante 2 hora y 30 minutos o hasta que estén doradas y tiernas.
6. Retire del horno y deje que se enfríe durante al menos 25 a 30 minutos antes de servir.

Sopa Hecha Con Calabaza

Ingredientes

8 dientes de ajo, pelados y machacados
2 ramita de salvia fresca
1/7 cucharadita de Cayena
Una pizca de canela molida y nuez moscada
1 cucharadita de Sal
½ cucharadita de Pimienta negra, recién molida
2 calabaza mediana de calabaza, pelada, sin semillas y cortada en cubitos
2 zanahoria, pelada y picada
2 cebolla blanca, pelada y picada
2 manzana, sin corazón y picada
1 taza de leche de coco sin azúcar
4 tazas de caldo vegetal

Instrucciones

1. Pon la calabaza, la zanahoria, la manzana, la cebolla, el ajo, la salvia, la canela, la nuez moscada, la cayena y el caldo de verduras en la olla de cocción lenta.
2. Sazona con sal y pimienta negra. Mezcla bien.
3. Cocina durante aproximadamente 1-5 horas a temperatura alta o hasta que la calabaza esté tierna y se pueda machacar fácilmente con un tenedor.
4. Desecha la salvia y agrega la leche de coco.
5. Con el uso de una licuadora de inmersión, haz puré la sopa hasta que quede suave.
6. Alternativamente, usa una licuadora regular para hacer puré la sopa.
7. Trabaja en lotes si es necesario.
8. Agrega la pimienta de cayena.
9. Sazona con sal y pimienta adicionales si lo deseas. Sirve caliente.

Desayuno Con Cherry Quinoa

Ingredientes:

½ cdta. canela
1 taza de cerezas secas sin endulzar
2 taza de agua
1 taza de quinua seca
1 cucharadita. vainilla
Instrucciones:

1. Prepare la papilla en una cacerola mediana.
2. Agregue agua, quinua seca, cerezas sin azúcar, vainilla y canela a la cacerola y déjelas a fuego lento.
3. Una vez que la mezcla hierva a fuego lento, reduzca el fuego.
4. Deje que hierva a fuego lento durante quince minutos.
5. Toda el agua debería desaparecer.
6. Sirva la papilla caliente para un desayuno antiinflamatorio satisfactorio.

Batido De Fresa

Ingredientes

2 taza de agua
4 cucharaditas de miel
2 taza de fresas
2 plátano

Preparación

1. Coloca todos los ingredientes en una licuadora.
2. Tritura hasta que quede suave
3. Sirve

Arroz Con Pollo Con Coco Y Lima

Ingredientes:

2 cucharadita de sal
1 cucharadita de comino molido
½ de cucharadita de jengibre molido
Jugo de
2 lima mediana
1 taza de hojas y tallos de cilantro picados
2 taza de arroz jazmín
2 lata de leche de coco entera sin azúcar
1 taza de caldo de pollo
3 libras de pechugas de pollo deshuesadas y sin piel

Instrucciones:

1. Coloca el arroz, la leche de coco, el caldo, el pollo, la sal, el comino y el jengibre en la olla interior y revuelve para combinar.
2. Añade el zumo de lima y reparte en cuatro cuencos.

3. Cubre cada cuenco con la misma cantidad de cilantro y sirve.

Sopa de Chile Poblano y Maíz

Ingredientes:

10 hojas de maíz
8 papas medianas en cubos
2 cucharadita de sal
4 cucharadas de aceite vegetal
2 chile poblano sin semillas y en rodajas finas
2 cebolla mediana en rodajas
4 dientes de ajo picados toscamente

Granos De Maíz

Semillas de calabaza
Cilantro microgreens o cilantro picado
Aceite de oliva
Pimienta recién molida

Direcciones:

1. chile poblano en rodajas .
2. Déjalo allí hasta que comience a ablandarse.
3. Añadir la cebolla y el ajo.
4. Deja por cinco minutos más o hasta que veas que la cebolla está traslúcida.
5. Agrega los granos de elote, las papas, la sal y cubre con agua, agrega la sal y tapa.
6. Dejar durante 25 a 30 minutos o hasta que las verduras estén cocidas.
7. Con un cucharón, agregue aproximadamente un tercio de las verduras y el líquido en el recipiente de una licuadora.
8. Licúa hasta que esté completamente licuado y bien integrado .
9. Regresar a la olla con el resto de las verduras.
10. Si necesita más líquido, agregue un poco más de agua.
11. Verifique la sazón y ajuste si es necesario.

12. Sirva con un chorrito de aceite de oliva, semillas de calabaza, granos de elote, brotes o cilantro picado.
13. Terminar con sal marina y pimienta.

Plato de Aguacate y Salmón

Ingredientes:

1 cucharada de pimentón
4 aguacates
Cebolla
jugo de lima
Cilantro picado
(Para Decorar)
2 cucharada de aceite de oliva
1 cucharada de sal
1 cucharada de pimienta
Filetes de salmón
(Como 10)

Procedimiento:

1. Primero, vamos a preparar el salmón.
2. Consigue un cuenco grande
3. Mezclar aceite, sal, pimienta en el arco.
4. Echar el pimentón y mezclar también.

5. Cubre tus filetes de salmón con esta mezcla marinada
6. Refrigerar por unos 65 a 70 minutos
7. Asa el salmón a fuego alto durante 1-5 minutos.

8. A continuación, preparamos nuestro aguacate.

9. Consigue un recipiente aparte
10. Pelar la parte posterior del aguacate y quitar las semillas.
11. Pica tu cebolla
12. Agregue la cebolla picada en el tazón con el aguacate.
13. Añadir un poco de aceite de oliva
14. Agregue el jugo de lima y sal al gusto.
15. Agregue la mezcla de aguacate al salmón preparado y disfrute

hummus con verduras asadas

Ingredientes:

· 4 dientes de ajo pequeños, picados
· 1 cucharadita de sal marina
· 1/7cucharadita de pimentón
· Pimienta blanca al gusto
· Palitos de verduras para servir (bajos en oxalato)
· 1 coliflor mediana, cortada en ramilletes
· 2 cucharada de zumo de limón
· ¾ cucharadita de comino molido
· –1-5 cucharadas de caldo de verduras o agua, o más si es necesario
· 2 cucharada de aceite de oliva virgen extra + extra para rociar mientras se asa y se sirve

Instrucciones:

1. Colocar los ramilletes de coliflor en una bandeja para hornear engrasada y antiadherente.
2. Rocía una cucharada de aceite sobre la coliflor y mézclala bien.
3. Extiéndela uniformemente sobre la bandeja de hornear sin superponerlas.
4. Colocar la bandeja en el horno precalentado y hornear a 450°F durante unos 80 a 90 minutos o hasta que esté dorada y blanda.
5. Remover los ramilletes de coliflor un par de veces mientras se hornea.
6. Dejar enfriar la coliflor durante unos minutos.
7. Poner la coliflor, el zumo de limón, la sal, el pimentón, el comino, el ajo, 2 cucharada de aceite de oliva, la pimienta y el caldo en la batidora y batir hasta que esté suave.
8. Si la mezcla está muy espesa, añadir más caldo, una cucharada cada vez, y batir.

9. Pasar la mezcla de coliflor a un bol.
10. Rociar un poco más de aceite por encima.
11. Servir con palitos de verduras bajos en oxalato o galletas saladas.

Buñuelos De Guisantes Negros

Ingredientes:

Para la salsa:
· 1 cucharadita de vinagre de sidra de manzana o de zumo de limón
· ½ de cucharadita de sal o al gusto
· Pimienta de cayena al gusto
· Aceite de coco o de cacahuete para freír
· 6 - 8 cucharadas de agua
· 1 taza de cebollas picadas
· ½ de taza de tomates grandes picados
· Sal al gusto
· 1 taza de pimiento rojo picado
· Pimienta de Cayena al gusto
· 2 cucharada de aceite de coco o de cacahuete
Para los buñuelos

- 1 taza de guisantes secos o de ojo negro
- ½ de taza de cebollas picadas

Instrucciones:

1. Para hacer la salsa: licuar las cebollas, los tomates, los pimientos, la sal y la pimienta de cayena en una licuadora hasta que esté suave.
2. Añade aceite en una sartén y ponla a fuego medio.
3. Cuando el aceite esté caliente, añadir la mezcla batida y cocinar hasta que esté casi seca.
4. Colocar los guisantes de ojo negro secos en un bol.
5. Añadir el vinagre de sidra de manzana.
6. Vierte suficiente agua para cubrir los frijoles con agua y al menos 1-5 pulgadas por encima de los frijoles.
7. Dejar en remojo de 10 a 15 horas.
8. Desecha la piel que pueda flotar en la parte superior.

9. Escurrir y enjuagar un par de veces.

10.   Poner los guisantes de ojo negro enjuagados en el bol del robot de cocina.

11.   Añadir la pimienta de cayena y las cebollas y procesar hasta que la textura sea algo áspera pero no en trozos.

12.   Añadir 5-10 cucharadas de agua y batir hasta que quede suave y con una consistencia ligeramente descendente.

13.   Debe caer lentamente.

14.   Si la masa está muy espesa, añadir algo más de agua, una cucharada cada vez, y mezclar bien.

15.   Puedes freír los buñuelos a fondo o a poca profundidad, tú eliges.

16.   Fríe los buñuelos por tandas.

17. Sacar los buñuelos con una espumadera y colocarlos en un plato forrado con papel de cocina.

Pollo Asado En Balsámico

Ingredientes:

2 cucharada de aceite de oliva virgen
extra
2 cucharada de azúcar moreno orgánico
12 ramitas de romero
Taza1 taza de vinagre balsámico
2 pollo entero
2 cucharada de romero fresco - picado
2 diente de ajo - picado
Pimienta negra al gusto

Direcciones:

1. Combine el ajo, el romero picado, la
   pimienta negra y el aceite de oliva;
   frote todo el pollo.
2. Ponga 5-10 ramitas de romero en la
   cavidad del pollo y colóquelo en una
   asadera.

3. Ase a 400 grados durante aproximadamente 2 hora.
4. Cuando el pollo esté dorado y los jugos salgan claros, transfiéralo a un plato para servir.
5. En una cacerola disuelva el azúcar en vinagre balsámico a fuego lento.
6. No hierva.
7. Cortar el pollo y cubrir con la mezcla de vinagre.

Wasabi En Adobo De Limón

Ingredientes:

- 2 cucharada de pasta de wasabi;
- 2 naranja lima;
- 2 trozo pequeño de jengibre;
- Sal, pimienta y azucar.
- 2 00 g de crema agria
- 400 g de zumo de manzana
- 220 g de aceite

1. Limpiar y rallar finamente el jengibre;
2. Corta la naranja por la mitad y exprime el jengibre, la ralladura y el jugo. limón wasabi, crema agria y jugo de manzana en un bol;
3. Agregue el aceite de oliva lentamente y luego más rápido;
4. Sazone al gusto con sal, pimienta y azúcar.

Ensalada De Scintilla

Ingredientes:

200gr. pimiento
1 pimiento amargo
100 gr. perejil
6 cdas. aceite vegetal jugo de limón sal -
al gusto
6 00 gr. tomates
2 00gr. queso
200gr.
cebolla

Preparación:

1. Cortar la cebolla en finas medias anillas, vainas de dulce y picante pimientos, quitarsemillas y cortar en tiras.
2. Tomates cortados en cubos, mezclar con cebolla y pimienta y sal.
3. Ponga las verduras en una ensaladera, sazone con queso rallado, aceite vegetal y perejil picado.

4. Sirve la ensalada terminada y espolvorea con jugo de limón.

Merienda Ayuverdica

Ingredientes

- 4 palitos de madera
- 1/2 cucharadita de grundund y / o 1/7 cucharadita de clavo de olor
- 4 partes de turbina (curcuma) a la derecha, pelada y raspada, o 1 cucharadita de turbulencia gruesa
- 1-5 cucharadas de semillas enviadas o probadas
- 400 ml de agua
- 400 g (2 cucharada) de carnes frías, cortadas en cubos pequeños
- 1-5 cucharadas de raciones
- 160 g de copos metálicos
- 600 ml cualquiera o cualquier otro verbo

PREPARACIÓN

43

1. Cubra los cubos de acumulación y las raciones con agua y trayendo a la bobina.
2. Cuéntalo ahora por millones.
3. Agregue un poco de y haga que hierva nuevamente.
4. Agregue algunas partículas, canela, canela en polvo y cúrcuma.
5. Vaya por otros millones.
6. Espolvorea con las semillas que se ven y guardan.